DES PRINCIPAUX PROCÉDÉS D'EXTRACTION

DE LA CATARACTE

ET DE LEUR APPRÉCIATION

PAR LA SOCIÉTÉ DE CHIRURGIE DE PARIS

PARALLÈLE ET CRITIQUE

PAR

Le Dr S. BAUDRY

Chef de clinique ophthalmologique du Dr L. de Werker.

—

PARIS

ADRIEN DELAHAYE, LIBRAIRE-ÉDITEUR

PLACE DE L'ÉCOLE-DE-MÉDECINE

—

1874

DES PRINCIPAUX PROCÉDÉS

D'EXTRACTION DE LA CATARACTE

ET DE LEUR APPRÉCIATION

PAR LA SOCIÉTÉ DE CHIRURGIE DE PARIS.

Parallèle et critique.

DES PRINCIPAUX PROCÉDÉS D'EXTRACTION

DE LA CATARACTE

ET DE LEUR APPRÉCIATION

PAR LA SOCIÉTÉ DE CHIRURGIE DE PARIS

PARALLÈLE ET CRITIQUE

PAR

LE Dr S. BAUDRY

Chef de clinique ophthalmologique du Dr L. de Werker.

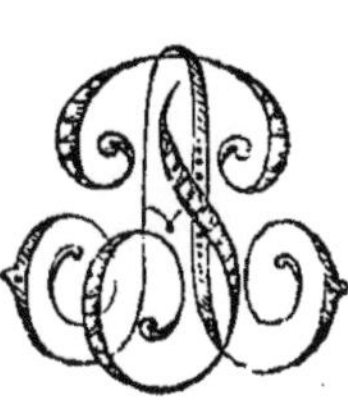

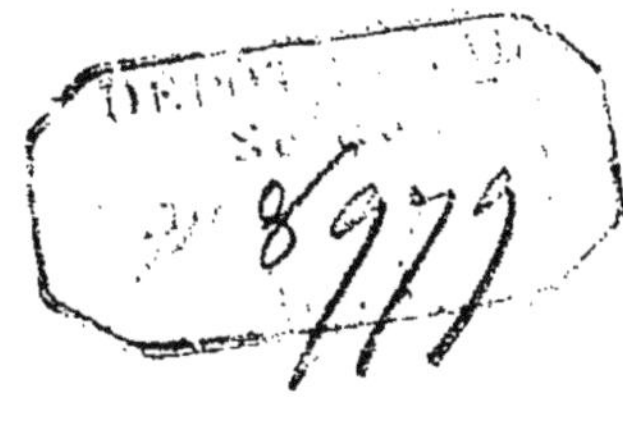

PARIS

ADRIEN DELAHAYE, LIBRAIRE-ÉDITEUR

PLACE DE L'ÉCOLE-DE-MÉDECINE

—

1873

A M. DELACROIX (de Reims)

Cher maître, daignez agréer la dédicace de mon
œuvre modeste de débutant et la considérer comme
le témoignage sincère de mon respectueux attache-
ment et de ma vive reconnaissance.

Dr BAUDRY.

INTRODUCTION.

Le nombre des travaux sur l'opération de la cataracte
a été si considérable dans ces derniers temps ; les résultats
obtenus par de nouveaux procédés contrastent tellement
avec ceux que les meilleurs opérateurs ont cru pouvoir
signaler comme très-satisfaisants, qu'un mémoire adressé
par M. Notta (de Lisieux), au sujet d'une modification de
l'opération de la cataracte, souleva une importante discussion au sein de la Société de chirurgie de Paris (1).
Ayant été à même d'observer un nombre considérable
d'opérations de cataractes, soit comme assistant dans
deux cliniques spéciales, soit comme interne d'un hôpital important, j'ai été frappé des remarquables succès
dus à l'extraction linéaire périphérique modifiée, et je
me suis proposé, dans un court parallèle, d'établir son
incontestable supériorité, en m'appuyant sur les éléments
d'enseignement que fournit la discussion, et sur les don-

(1) Voyez le compte-rendu inséré dans la Gazette des hôpitaux.

nées pratiques que j'ai pu ·recueillir. Je me suis surtout attaché, dans ce travail, à éviter tout sujet de polémique à laquelle mon rôle de débutant ne m'autorise nullement.

Je remercie bien vivement mon savant maître, M. de Wecker, et M. le professeur Trélat, pour les excellents conseils qu'ils m'ont donnés

DES PRINCIPAUX PROCÉDÉS

D'EXTRACTION DE LA CATARACTE

ET DE LEUR APPRÉCIATION

PAR LA SOCIÉTÉ DE CHIRURGIE DE PARIS.

PARALLÈLE ET CRITIQUE.

L'époque n'est pas très-éloignée où tous les chirurgiens, dans l'opération de la cataracte, taillaient un large lambeau dans la cornée, à l'aide d'un couteau triangulaire. L'opération de Daviel régna, pour ainsi dire, sans rivale, jusqu'au moment où la découverte de l'illustre professeur de Berlin menaça sérieusement de la détrôner; l'accueil fait au procédé de de Græfe, par les jeunes chirurgiens surtout, fut des plus enthousiastes. Aujourd'hui cet enthousiasme, ou pour mieux dire cet engouement, s'est notablement amoindri sous l'influence d'un courant nouveau, d'une sorte de retour à l'ancienne méthode, de façon que nombre de praticiens, lorsqu'ils se trouvent en face d'une cataracte à opérer, se demandent *quel est le meilleur procédé d'extraction.* A cette question, la majorité des orateurs qui ont pris part à la discussion de la Société de chirurgie de Paris, sur la valeur des différentes méthodes opératoires de la cataracte, a répondu en se

Baudry.   2

prononçant pour l'*extraction linéaire périphérique mo-difiée*. Dès le début de la discussion, *le couteau l'a em-porté sur l'aiguille* (1) ; et par une sorte d'entente tacite, la méthode par *abaissement* a été mise hors de cause (au grand étonnement de M. Desprès de Saint-Quentin, que la Société de chirurgie avait récemment récompensé, pour s'en être constitué l'éloquent défenseur) (2). Quelle confiance peut, en effet, inspirer une méthode qui, non-seulement laisse le malade sous le coup de la continuelle menace de perdre le bienfait de son opération, quelque-fois après les souffrances les plus vives, mais qui « rend l'opération de l'autre œil bien plus chanceuse, par suite de l'irido-choroïdite sympathique dont elle favorise le développement » (M. Panas)? Le débat s'est trouvé ainsi limité aux trois procédés suivants :

1° Procédé de Daviel, ou à grand lambeau ;

2° Procédé de de Græfe, ou extraction linéaire périphé-rique, avec iridectomie, et ses modifications ;

3° Procédé de Küchler, Notta et Liebreich, ou extrac-tion linéaire médiane, sans iridectomie.

Chacun de ces procédés a des avantages et des incon-vénients que les orateurs ont parfaitement étudiés et mis en relief. J'apprécierai à mon tour, selon mes faibles forces, en toute indépendance et surtout sans parti pris ; et je m'efforcerai d'établir par un court parallèle, quel est le procédé qui l'emporte sur ses rivaux et mérite les suffrages des chirurgiens. Qu'il me soit permis aupara-vant d'insister sur quelques points pratiques à peine ef-fleurés dans la discussion, points secondaires, il est vrai,

____

(1) Jaumes. Montpellier médical, juin 1873.
(2) Voyez Gazette des hôpitaux, 1873, n° 75.

mais auxquels on doit attribuer une certaine importance
au point de vue du résultat favorable ou fâcheux de l'o-
pération, quel que soit le procédé employé, mais surtout
lorsqu'il s'agit du procédé à lambeau. Je veux parler de
l'influence de l'état général de l'opéré, du milieu am-
biant, des conditions atmosphériques, et *surtout de l'état
des voies lacrymales* et de *la conjonctive* sur la cicatrisation de la plaie. C'est tomber dans l'exagération que
d'attribuer, comme le veut Jeaffreson (1), la suppuration
du lambeau au mauvais état général et aux conditions
de milieu (*grandes villes*). Sous ce rapport, il en est un
peu de l'*état général* comme du système nerveux et des
sympathies; on lui a rapporté volontiers tout ce que l'on
n'a pu expliquer jusqu'au jour où les progrès de l'anatomie pathologique et une observation plus rigoureuse
ont appelé l'attention sur l'*état local*, rétrécissant de plus
en plus le champ des hypothèses; c'est ainsi que des travaux histologiques récents ont démontré, dans les cas où
les phénomènes de cicatrisation étaient contrariés, l'in-
terposition entre les lèvres de la plaie d'une portion her-
niée du corps vitré ou d'un lambeau de capsule cristalli-
nienne (2). D'un autre côté, le chirurgien le plus habile,
s'il ne compte pas avec les éléments médicaux et hygié-
niques, s'expose presque fatalement à des insuccès qu'il
s'étonne ensuite de ne pouvoir expliquer. Ici, je suis trop
heureux de donner la parole à un de mes maîtres dont
la science égale la modestie, et que je prie de vouloir
bien agréer ma profonde gratitude pour le bienveillant
intérêt qu'il n'a cessé de me porter, et pour le soin avec

(1) The Lancet, décembre 1872.
(2) Voyez l'instructif dessin dans Atlas der Pathol. Anatomie,
de Pagenstecher.

lequel, pendant mon internat, il m'a guidé dans l'étude de la chirurgie. M. Galliet, professeur de clinique chirur·gicale à l'école de Reims, m'écrivait tout dernièrement : « Il n'est point indifférent de tenir compte de la *diathèse* et des états morbides, *asthme* et *affections aiguës de la poitrine* (efforts de toux et difficulté de respirer, d'où stase veineuse de la tête), *diabète* et *alcoolisme*. J'ai aussi égard, comme vous le savez, aux constitutions médicales et aux influences du milieu. Je m'abstiens toujours d'opérer, quand je vois se produire dans mes salles des érysipèles traumatiques ou de la diphthérie ; je m'abstiens aussi toutes les fois qu'il y a période rapprochée du curage des fosses d'aisance de l'Hôtel-Dieu ; l'expérience m'ayant prouvé que toute opération faite à ce moment se compliquait aussitôt de la suppuration du lambeau, ou tout au moins de conjonctivite de mauvaise nature entraînant facilement l'ulcération d'une cicatrice qui n'avait pas encore assez de solidité ; mes succès datent de ces précautions. Je vous ai souvent cité dans mes leçons la remarque que j'avais faite pendant mon internat à l'hôpital Saint-Louis, en 1849. Lorsque le vent soufflait de la Villette, où étaient les dépotoirs, *du soir au matin* nous voyions les plaies des amputés se compliquer de diphthérie, et la suppuration envahir la cornée des récents opérés de cataracte. Il y a là une connexion de cause à effet non douteuse. » Le fait cité par M. le professeur Dolbeau n'est pas moins significatif : « L'année dernière, pendant le mois de mai, j'ai opéré le même matin trois yeux atteints de cataracte ; une dame subit l'extraction par la méthode de Daviel, et des deux yeux à la fois ; j'opérai un prêtre d'un seul œil et par le procédé linéaire ; le même jour, un oculiste fort habile et plein d'avenir, M. Abadie, un de mes anciens internes, opérait un œil dans mon service, également par le procédé de l'extraction linéaire. En tout quatre opérations également bien exécutées par des procédés différents, chez des malades d'âge, de sexe et de condition sociale variés. Le résultat immédiat fut dans les quatre cas excellent, et pendant quatre jours le succès persista. Dans le courant de la cinquième journée, les quatre yeux opérés furent atteints d'iritis intense, et, après beaucoup de péripéties, les quatre pupilles demeurèrent définitivement obstruées par des fausses membranes. Qu'était-il survenu, à quoi fallait-il rattacher cet insuccès qui transformait en un revers cruel des espérances si fondées au début? Je n'ai trouvé qu'une seule explication que je vous soumets : le matin de l'opération et les jours suivants, il faisait un temps superbe, la température était très-douce; le développement des iritis coïncida avec une perturbation brusque dans le temps, lequel devint orageux et horriblement pluvieux péndant plusieurs semaines consécutives. J'avais été si vivement contrarié, que je pris quelques renseignements, et je sus que plusieurs opérations exécutées pendant cette période avaient été suivies d'insuccès; enfin, on m'assura que des résultats analogues avaient déterminé la fermeture momentanée d'un dispensaire hospitalier ordinairement bien achalandé. »

L'absence complète de *toute affection des voies lacrymales* et d'inflammation de la conjonctive oculaire et palpébrale est d'une *importance capitale* pour assurer la réunion de la plaie par première intention ; l'on ne saurait trop porter son attention de ce côté, car on peut dire « *que la plupart des suppurations qui surviennent le deuxième ou le troisième jour* après l'opération sont causées par une *irritation de la conjonctive*. Que cette muqueuse soit enflammée primitivement (conjonctivite et granulations aiguës), ou consécutivement à une *dacryocystite* (accumulation de muco-pus dans le cul-de-sac conjonctival pendant l'occlusion de l'œil par le bandeau), un *simple larmoiement* (âcreté des larmes) causé par une déviation des points lacrymaux, un rétrécississement du canal nasal, ou même à l'usage trop prolongé que l'on fait du collyre au sulfate d'atropine comme traitement préventif de la cataracte, le processus morbide est toujours le même, les phénomènes de cicatrisation sont *mécaniquement* entravés, et la réunion immédiate ne peut avoir lieu. Est-il un chirurgien qui n'ait pas vu les formes les plus graves de kératites se développer à la suite de la plus insignifiante lésion, quand en même temps il y avait *affection des voies lacrymales* ? N'est-il pas juste de rapprocher ce qui se passe ici de ce qui se passe dans les remarquables expériences de MM. Eberth et Leber (1), qui déterminent avec une rapidité foudroyante la kératite à hypopion et l'ulcère rongeant, en inoculant des substances végétales ou putrides dans le tissu de la cornée ? Quand donc éclate soudainement la suppuration à la suite d'une extraction, il est permis de dire qu'il s'agit d'une véritable inoculation; c'est le malade qui la pratique lui-même en mettant la plaie en contact avec les sécrétions morbides provenant de ses voies lacrymales. D'un autre côté, si on réfléchit qu'actuellement encore beaucoup de médecins se préoccupent fort peu des affections des voies lacrymales et semblent dédaigner

____

(1) Voy. Centralblatt für med. Wissenschaft, 1873, nos 8 et 9.

de traiter un larmoiement, on remontera facilement à la source de nombreux insuccès. Pour ce qui me regarde, les faits que j'ai observés dans les hôpitaux et les cliniques spéciales parlent tellement à mon esprit, que je me défierai toujours à l'extrême de la plus légère affection des voies lacrymales, et le traitement dût-il durer un mois et plus, je croirai prudent d'attendre la guérison complète avant de tenter l'opération.

« Un autre point de pratique, dit M. Panas, qui semble rallier aujourd'hui l'avis du plus grand nombre des chirurgiens, c'est qu'à moins d'avoir affaire à des *gens pusillanimes ou à des enfants*, le mieux est de ne pas employer les anesthésiques. » Ainsi tracé, le cercle des indications est par trop étroit; l'expérience a démontré qu'il y avait avantage à étendre l'emploi du chloroforme : 1° aux cas de *cataractes compliquées*, alors que l'usage d'instruments avulseurs est indispensable pour extraire le cristallin dans sa capsule; 2° quand il s'agit de malades très-irritables et d'une indocilité telle qu'on ne peut espérer l'immobilité nécessaire pour mener à bonne fin l'opération. Dans la discussion, l'anesthésie n'a trouvé qu'un seul defenseur, M. Chassaignac, pour qui l'emploi du chloroforme conduit à la *période de tolérance anesthésique* est général et sans exception; tous les autres orateurs l'ont formellement condamnée, au moins en thèse générale. La raison en est que, comparaison faite des avantages et des inconvénients liés à la *narcose rapide et absolue*, il y a lieu de se demander si elle n'est pas une pratique toujours plus dangereuse qu'utile. Dans l'opération de la cataracte, on ne peut s'en tenir comme dans la strabotomie à une sorte d'engourdissement qui ne ferait qu'exagérer la sensibilité réflexe de l'œil, et qui occasionnerait des mouvements brusques, presque toujours suivis de l'issue du corps vitré ; ici, comme je l'ai dit plus haut, l'anesthésie doit être *rapide et absolue*, pour que l'œil ait l'immobilité du cadavre « *perinde ac cadaver* ». Mais alors le chirurgien oppose dans son esprit l'opinion de Velpeau : « Avec le chloroforme il y a des cas où la mort peut arriver, même quand on a agi avec la plus grande prudence, et d'après toutes les règles de la science » à celle de Sédillot : « Le chloroforme bien administré ne tue jamais », et il n'applique qu'en tremblant « cet agent mystérieux et terrible » (Duwez). Que demande-t-on à l'anesthésie ? 1° La suppression de la douleur et des spasmes ; 2° l'immobilité de l'organe. Sans aucun doute, il est très-avantageux pour le chirurgien de procéder lentement, sûrement ; d'un autre côté, on rencontre des malades très-sensibles, dont les paupières et l'œil se révoltent au contact des instruments, auxquels il faut répéter cent fois : « Regardez en bas », mais le plus souvent le cataracté veut guérir ; il supporte patiemment la douleur (quelques-uns prétendent même ne pas souffrir !), et déploie toute son énergie et sa bonne volonté pour aider l'opérateur ; quant aux spasmes involontaires de l'orbiculaire des paupières, un aide intelligent les réduira toujours à néant.

J'aborde maintenant la partie essentielle de mon travail. Quel est le meilleur procédé d'extraction de la cataracte ? Dans l'état actuel de la science, c'est « celui qui s'applique au plus grand nombre de variétés de cataractes, et donne les succès les plus nombreux, les plus complets et les plus durables. » Pour cela, deux conditions sont de la première nécessité, en dehors de toute complication. 1° Réunion de la plaie par première intention ;

2° Expulsion facile et la plus complète possible de l'appareil cristallinien.

C'est par l'analyse des principes sur lesquels sont basés les principaux procédés rivaux, et par la comparaison de leurs avantages et de leurs inconvénients que je m'efforcerai d'établir la supériorité incontestable de l'opération de de Græfe modifiée, sur les autres. J'étudierai donc successivement à ce double point de vue : 1° L'extraction à lambeau simple ; 2° l'extraction linéaire périphérique avec iridectomie ; 3° la kératotomie linéaire sans iridectomie.

CHAPITRE PREMIER.

DE L'EXTRACTION A LAMBEAU SIMPLE.

« Il semble tellement convenu, dit avec raison M. Tillaux, que la lumière nous vient d'Allemagne pour tout ce qui concerne l'ophthalmologie, qu'il n'est peut-être pas inutile de rappeler que l'extraction de la catarate est une opération d'origine française (1). C'est à Daviel (1747) que nous devons cette belle et brillante méthode, qui fut universellement adoptée jusqu'au jour où de Græfe fit connaître le procédé qui le rendra immortel. Les succès obtenus par le procédé de Daviel dépassèrent toutes les espérances, mais il y eut des revers, et ce fut le point de départ des modifications de MM. Mooren et Jacobson. Depuis, on a diminué la hauteur du lambeau, fait l'incision dans le limbe cornéo-scléral, rem-

(1) Bulletin de thérapeutique, t. LXXXIV, juin 1873.

placé le couteau triangulaire par le couteau linéaire,
excisé l'iris, etc., mais la plus importante des modifications, parce qu'elle s'attaque à un des plus grands dangers de l'opération, est sans contredit celle qu'a apportée
M. Desmarres. Dans le procédé dit *à lambeau sous-con-
jonctival*, en effet, la petite bride de la conjonctive s'ac-
colant très-vite à la surface dont elle a été détachée, tient
les bords de la plaie rapprochés, met celle-ci dans les
conditions d'une plaie sous-cutanée, et la réunion se fait
généralement par première intention ; un autre avantage
en est la conséquence; en raison de la rapidité de la cicatrisation, l'iris a moins de tendance à faire hernie.
C'est donc un progrès considérable, et il est à regretter
« qu'il soit impossible de généraliser l'application de ce
procédé, tant à cause de l'indocilité des malades en pré-
sence de la douleur, qu'en raison des dimensions anato-
miques du globe oculaire chez beaucoup de sujets » (1).
A la Société de chirurgie, le procédé pur de Daviel a été
défendu avec ardeur par M. Chassaignac, qui le regarde
comme supérieur à tous les autres, à condition d'opérer
le malade couché et anesthésié, de faire usage du dilata-
teur de Snowden, de s'opposer à la contraction du sphincter pupillaire , en évitant l'écoulement de l'humeur
aqueuse (couteau spécial et discision préable de la capsule ou simultanée avec la taille du lambeau), de faire
une large kystotomie et d'employer comme pansement la
cuirasse emplastique, en même temps que la glace.
MM. les professeurs Dolbeau et Léon le Fort ont également parlé en faveur de l'extraction à lambeau simple,
mais ils l'ont légèrement modifiée. Le lambeau qu'ils

(1) A. Desmarres. Leçons cliniques sur la chirurgie oculaire,
p. 84.

taillent est *moins élevé*, et ils se servent du blépharostat, de la pince à fixation et du couteau de de Græfe. Quant à M. le professeur Léon le Fort, il fait son lambeau plus large (ponction et contre-ponction dans le limbe cornéo-scléral), et discise préalablement la capsule.

« L'extraction à lambeau, dit M. Warlomont dans son remarquable article du Dictionnaire encyclopédique des sciences médicales, est-elle destinée à disparaître ? Nul ne saurait le dire ; cependant l'affirmative est dans les prévisions les plus probables, et il est bien peu vraisemblable que le couteau de Beer se retrouve dans les mains des opérateurs de la génération qui va suivre. »

Je laisse de côté le manuel opératoire pour passer rapidement en revue les avantages et les inconvénients de ce procédé caractérisé essentiellement par *un grand lambeau cornéen, sans iridectomie.*

Il n'est pas d'opération plus brillante, et, comme on l'a dit, plus en rapport avec l'instinct chirurgical français, que celle de Daviel ; un chirurgien habile peut opérer son malade assis, sans fixer le globe oculaire, tailler son lambeau et disciser la capsule avec le même couteau et dans le même temps de l'opération ; mais pour un cataracté qui ne demande qu'une chose : *voir clair*, l'élégance est chose tout à fait secondaire. C'est donc un mince avantage. Parfois, il est vrai, l'extraction à lambeau réalise l'idéal de la perfection (acuité visuelle normale et perfection anatomique) ; mais il faut pour cela qu'il n'y ait rien à redouter du côté de l'état général (diabète, alcoolisme, asthme, etc.) ; que l'opérateur soit très-habile, que la cataracte soit *simple* et *mûre*, condition *sine quâ non* pour les partisans de cette méthode, et surtout, qu'aucune complication ne vienne entraver la guérison. Enfin, et c'est là son plus grand avantage, et le plus indiscutable : de tous les procédés, c'est celui qui satisfait le mieux à cette condition *capitale* d'une bonne extraction : *issue facile du cristallin*. En effet, comprenant presque toute la moitié supérieure ou inférieure de la cornée, le lambeau a la plus grande tendance à bâiller, en même temps que la porte de sortie correspond à la circonférence du cristallin ; de sorte que la plus petite pression exercée avec le doigt ou la curette suffit à le faire basculer légèrement et s'engager rapidement dans la plaie. Malheureusement, cette grande étendue du lambeau est en même temps le point de départ de la suppuration de la cornée, et, presque toujours, de l'organe entier ; accident si redoutable qu'à lui seul il met l'opération de Daviel bien au-dessous des procédés nouveaux. « Les plus cruels des insuccès, dit M. Giraud-Teulon, dus à des suppurations partielles ou complètes de la cornée, doivent, de toute évidence, être rapportés aux difficultés et entraves que rencontre la réparation de la plaie. Des recherches, des observations ont démontré que les obstacles à la cicatrisation reconnaissaient pour origine deux circonstances prédominantes : le peu d'énergie nutritive départie à la cornée et amoindrie encore par l'étendue de la section, comparativement à celle des sources de nutrition (la surface entière de la cornée ne recevant plus d'éléments nutritifs que par la moitié au lieu de la totalité de sa circonférence) ; 2° la mobilité d'un lambeau reposant uniquement sur cette même demi-circonférence, et absolument comparable à une valve ou porte libre autour d'une simple charnière. »

Le phlegmon de l'œil, qui porte à 10 pour 100 le chiffre des pertes absolues, a souvent une autre origine : rarement l'état général et le traumatisme de l'opération, quelquefois le déplacement en bloc du corps vitré, et surtout l'*iritis* ou *l'irido-choroïdite suppurative*, quand le sphincter irien a été *violenté* (1) par le cristallin à son passage, et que les masses corticales dissociées ont été retenues en arrière de ce diaphragme (Jœger) (2). Les accidents n'ont pas toujours cette rapidité; mais pour être plus lent, le processus morbide n'en aboutit pas moins quelquefois à l'*atrésie pupillaire complète*, au *glaucome*, ou à l'*atrophie* progressive du globe de l'œil. La hernie et le pincement de l'iris, qui est, qu'on me pardonne l'expression, la *bête noire* de l'extraction à lambeau, comme de la kératotomie linéaire, exposent aux mêmes dangers, non sans avoir auparavant contrarié la réunion de la plaie. L'astigmatisme cornéal irrégulier consécutif à une cicatrisation vicieuse est à mes yeux de médiocre importance, mais il n'en est pas de même des deux autres inconvénients que je dois signaler :

1° La longueur du traitement, 2° les cataractes secondaires: si l'on songe en effet que les cataractés sont en majeure partie des vieillards exposés par le décubitus dorsal à la congestion hypostatique des poumons, l'opération de Daviel, par le séjour au lit et les soins consécutifs prolongés qu'elle réclame, est de beaucoup inférieure, sous ce rapport, aux procédés d'extraction linéaire.

---

(1) « Accident grave pour l'avenir, source peu apparente, peu frappante, mais on ne peut plus réelle d'iritis et d'antres complications. » (Desmarres, loco citato, p. 44.)

(2) Il n'entre pas dans le plan de mon travail d'exposer le mécanisme des accidents et des avantages, que l'on tronvera exposé tout au long dans le traité de M. de Wecker.

— Il me paraît superflu d'expliquer comment se forment les cataractes secondaires, et je me suis souvent demandé sur quelles données s'étaient appuyés certains chirurgiens pour attribuer au procédé à lambeau sans iridectomie, une moins grande fréquence des cataractes secondaires, et de meilleurs résultat optiques (Loring de New-York). « On est d'autant plus en droit de se le demander, dit M. Panas, qu'à l'époque, l'éclairage oblique et l'ophthalmoscope, qui seuls dévoilent les moindres petites imperfections dans la transparence du champ pupillaire, étaient inconnus, et que la conservation d'une pupille plus ou moins rétractée et souvent adhérente devait cacher bien des imperfections que l'iridectomie actuelle met au grand jour. »

Enfin une dernière cause d'infériorité du procédé de Daviel, c'est de ne pouvoir s'appliquer qu'aux cataractes *simples* et *mûres*, et d'avoir de nombreuses contre-indications dans l'état local et l'état général du malade (1).

CHAPITRE II

EXTRACTION LINÉAIRE PÉRIPHÉRIQUE AVEC IRIDECTOMIE.

Dès 1858, l'observation avait fait reconnaître à de Græfe que les insuccès de l'extraction à lambeau avaient en partie, pour point de départ, le contusionnement de l'iris par le cristallin, lors de sa sortie ; de là, l'idée de pratiquer une iridectomie prophylactique et non unique-

(1) Voyez à ce sujet le chapitre Cataracte du récent ouvra e de M. A. Desmarres.

ment parce qu'il ne pouvait s'en dispenser, comme le dit M. Tillaux(1), proposition que MM. Mooren et Jacobson érigèrent en méthode.

Malgré cette modification, le chiffre des insuccès ne diminua pas sensiblement ; c'est alors que de Grœfe, s'appuyant sur les données scientifiques déjà établies, imagina d'appliquer l'extraction linéaire de Jœger, aux cataractes *dures*; dans ce but, il fit l'incision *plus étendue et aussi périphérique que lui permettait l'insertion de l'iris*, qu'il continua d'exciser. Depuis la découverte de de Grœfe, tous les efforts ont eu pour but : 1º d'en atténuer les desiderata et surtout les inconvénients fondamentaux (prolapsus du corps vitré et expulsion laborieuse du cristallin), en faisant *l'incision moins périphérique*, ou en lui donnant la forme d'un lambeau très-large et très-peu élevé (2), (Arlt, Critchett, de Wecker, Trélat, etc.); 2º d'obtenir une acuité visuelle parfaite, en enlevant le cristallin dans sa capsule (Pagenstecher); 3º de simplifier l'opération et d'éviter l'iridectomie (Küchler, Notta, Lebrun et Liebreich). Est-il juste de voir dans ces différentes modifications *la négation* du procédé de de Grœfe, comme le veut M. Perrin ? Je ne le pense pas, et avec M. Panas, je

(1) Bulletin de thérapeutique, t. LXXXIV, 1873, p. 546.

(2) Il est de la plus grande inexactitude d'attribuer à de Græfe, comme le fait l'auteur anonyme d'une mauvaise appréciation critique de la discussion de la Société de chirurgie, l'opinion que «peut-être, avec le temps, l'incision linéaire prendrait la forme courbe d'un lambeau peu élevé;» les idées formulées par le professeur de Berlin dans son dernier travail expriment tout le contraire: «Tout lambeau, dit-il, dont la hauteur excède un millimètre a quelque chose de superflu et peut, dans certaines circonstances, amener des complications.

Voyez Klinische Monatsblatter, 1870, p. 7, et 1873, p. 344, à 350.

répondrai : « qu'on ait reconnu plus tard, qu'il y avait avantage à rendre l'incision de de Græfe moins périphérique, c'est ce que tout le monde aujourd'hui admet sans peine, mais il n'en est pas moins vrai que c'est toujours le même mode de section qui prévaut, qu'on fasse celle-ci, juste à la jointure de la cornée et de la sclérotique, comme de Wecker, ou à la jonction des deux tiers avec l'autre tiers du méridien vertical, comme le veulent MM. Liebreich, Lebrun, Giraud-Teulon et Perrin. Il n'est donc pas juste de dire, avec notre collègue M. Perrin, que du procédé de de Græfe, il ne reste plus rien, puisqu'il en reste au contraire le mode d'incision ce qui est, on en conviendra, beaucoup. »

L'opération de de Græfe restera-t-elle méthode dominante ? Dans un objet qui touche de si près un point capital de la pratique, a dit de Græfe, on ne pèche certainement pas en suspendant la décision en faveur des droits de l'avenir. A défaut de l'adoption pleine et entière de ce procédé, il est deux choses que l'immortel oculiste de Berlin a définitivement introduites dans l'opération de la cataracte et qui n'en disparaîtront plus, ce sont : le principe de la *linéarité* et le couteau linéaire destiné à en réaliser l'application (1). »

Je n'insiste pas davantage sur l'historique, si complètement et si bien exposé dans la discussion, par MM. Giraud-Teulon, Perrin et Panas ; mon intention n'est pas non plus de répondre à des appréciations injustes et à des attaques qui n'ont rien de scientifique et qui n'ont que aire dans le débat ; je m'arrêterai seulement aux reproches qui ont été consciencieusement adressés aux principes

(1) Warlomont. Article Cataracte, loco citato.

de l'opération de de Græfe, et j'examinerai s'ils sont suffisants pour faire renoncer à ses avantages incontestables.

La trop grande périphéricité de l'incision, tel est le véritable côté défectueux, telle est la cause principale de tous les inconvénients, dont les uns sont véritables et fondamentaux et dont les autres, tout à fait secondaires, ne résistent pas à l'analyse rigoureuse des faits et « montrent, comme le dit M. Sichel, de la part de ceux qui les font valoir, une pénurie d'arguments bien faite pour les convaincre, si pareille chose était possible à l'aide du raisonnement (1). »

On a reproché à l'extraction linéaire périphérique combinée :

1° *Une plus grande difficulté d'exécution*, comparativement aux autres procédés, difficulté liée à la nécessité d'exciser l'iris, d'opérer sur le segment supérieur de l'œil, et d'être assisté par un aide exercé. On ne saurait nier que l'exécution parfaite de tous les temps de l'opération de de Græfe est délicate, demande de l'habileté et de l'expérience, mais si elle donne de meilleurs résultats que les autres, l'intérêt du malade « qui doit *seul* décider en pareil cas » ordonne au chirurgien de vaincre les difficultés et non de les tourner. Cette objection ne mérite donc pas d'être prise en grande considération, et je ne puis mieux faire que de laisser parler M. Duplay. « Je demande, dit M. Duplay, si cette objection peut avoir quelque valeur au sein de la Société de chirurgie, et si l'on doit repousser une opération qui donne de meilleurs résultats qu'une autre. sous le prétexte que la première est plus difficile que la seconde. A ceux qui mettraient en

(1) Archives générales de médecine, mars 1873.

Baudry.   4

avant cette objection, il n'y a qu'une réponse : apprenez à pratiquer cette opération, et par les exercices sur le cadavre et sur les animaux, vous aurez bientôt acquis l'habileté suffisante pour vaincre toute difficulté à l'exécuter sur le vivant. »

M. le professeur Trélat n'admet pas davantage l'objection *difficulté*. « On a reproché à cette méthode sa difficulté d'exécution. Elle n'est pas, selon moi, plus difficile que la méthode de Daviel. . . . . Je considère même que la taille du lambeau est plus difficile que dans la méthode de de Græfe.» Le conseil donné par M. Duplay de s'exercer sur le cadavre et sur les animaux, ne saurait être trop suivi par tous les chirurgiens et surtout par ceux qui ne font que de loin en loin l'opération de la cataracte. Ces exercices n'auraient-ils pour résultat que d'habituer à la résistance des membranes que le couteau doit traverser, et de mettre, pour ainsi dire, dans la main la mécanique de l'opération, l'avantage serait considérable.

2° *Cicatrices cystoïdes.* Signalé par de Græfe lui-même (1), cet accident imputable à l'opérateur, puisqu'il résulte le plus souvent d'un *enclavement* de l'iris non réduit, et de la négligence dans les soins consécutifs (bandeau mal appliqué ou trop tôt supprimé), doit être ralativement rare, et on pourra toujours l'éviter. Je ne parlerai pas d'une complication décrite sous la dénomination assez bizarre de *fistule borgne interne* de la sclérotique et observée sur un malade *opéré par un élève ;* le cas doit être unique (2) !

3° *Hémorrhagie dans la chambre antérieure.* — Le sang provenant de l'iris et surtout de la conjonctive et

(1) Annales d'oculistique, vol. LXIII, p. 234 et 237.
(2) Union médicale, 1872, n° 146, et 1873, n° 16.

du canal de Schlemm, intéressés par une incision *trop périphérique*, peut s'épancher en plus ou moins grande quantité dans la chambre antérieure, gêner la kystotomie, ou après l'expulsion du cristallin, faire corps avec quelques débris capsulaires, et donner ainsi naissance à l'iritis ou à une cataracte secondaire ; mais c'est là un inconvénient dont il ne faut pas exagérer l'importance, puisque, le plus souvent, de douces frictions faites de bas en haut sur la cornée, au moyen de la paupière inférieure ou de la curette le feront sortir, surtout si on attend la reproduction de l'humeur aqueuse ; dans le cas contraire, il se résorbera très-facilement dans l'espace de quelques jours.

4° Cataractes secondaires, enclavement de l'iris, iritis et irido-choroïdite. — Ces accidents se rencontrent bien plus marqués dans les procédés d'extraction simple, je ne reviens pas sur ce fait. J'ajoute même qu'ils ne seront presque nullement à redouter, à condition de ne pas instiller d'atropine avant l'opération (1), d'exciser exactement l'iris dans les angles de la plaie, et dans le cas d'enclavement, de le doucement refouler avec le stylet mousse, et surtout, enfin, de procéder avec le plus grand soin au nettoyage du champ pupillaire, « jusqu'à ce que l'éclairage latéral le montre complètement noir. » Quand à l'iritis et à l'irido-choroïdite, résultat de l'irritation du corps ciliaire au voisinage de la plaie, le meilleur moyen de

(1) L'usage se répand de plus en plus de proscrire l'atropine dans l'opération de la cataracte par les raisons suivantes : 1° Elle nuit à la cicatrisation en diminuant la circulation des capillaires (G. Sée); 2° elle est impuissante à s'opposer à la contraction du sphincter pupillaire aussitôt l'écoulement de l'humeur aqueuse (Chassaignac); 3° l'iris revient plus facilement en place après l'excision d'une de ses parties quand on ne fait pas usage de ce mydriatique (Horner).

les éviter, c'est de faire l'incision *moins périphérique*. M. Sichel, un des plus habiles opérateurs de Paris, conseille une petite manœuvre destinée à éviter la contusion du corps ciliaire.

Voici en quoi elle consiste : « Au lieu de chasser la cataracte en exerçant de bas en haut des frictions sur la cornée avec la curette en caoutchouc, il se sert de la curette en écaille de Weber, avec laquelle il déprime la lèvre postérieure de la plaie en même temps qu'il engage légèrement l'extrémité de l'instrument derrière le cristallin par de petits mouvements de latéralité. La pression exercée sur la lèvre supérieure de la plaie, se propageant à tous les milieux de l'œil, tend à expulser le cristallin qui vient de lui-même se placer dans la curette. Cette modification a l'avantage de faciliter la sortie de la cataracte en écartant les lèvres de la plaie ; elle protége en outre la zonule qui se trouve maintenue par le dos de la curette, et par conséquent moins exposée à se rompre. Cette manœuvre, enfin, en écartant le corps ciliaire empêche qu'il soit contusionné par le bord équatorial du cristallin, et diminue le danger de l'irido-choroïdite (1). »

5° *Iridectomie.* — Nous sommes loin de l'époque où l'on redoutait le plus léger froissement de l'iris ; aujourd'hui personne ne met plus en doute l'*innocuité* de l'iridectomie ; quant à son influence dans l'opération de la cataracte les avis sont partagés, et si la plupart des chirurgiens regardent l'excision de l'iris comme indispensable et constituant en grande partie la supériorité de l'opération de de Græfe, par contre des hommes, dont personne ne contestera la valeur, l'évitent avec soin (Lie-

(1) Gros. Thèse de Paris, 1872.

breich) ou la regardent comme une difficulté de plus ajoutée inutilement à l'opération (Dolbeau, Léon le Fort et Chassaignac). Qu'a-t-on reproché à l'iridectomie? de défigurer l'œil. Mais la paupière supérieure cache en grande partie la difformité, et à ce point de vue les procédés de Daviel, et de Notta et Liebreich sont loin d'être à l'abri de tout reproche. Les hernies et les adhérences si fréquentes de l'iris avec la cornée laissent-elles toujours une pupille régulière? J'accorderais une certaine valeur à l'objection s'il s'agissait d'opérer des jeunes filles, mais la plupart des cataractés sont des vieillards à qui il est tout à fait indifférent d'avoir la pupille ronde ou en forme de trou de serrure renversé. Quant aux troubles fonctionnels (*éblouissements et cercles de diffusion des images*), M. Giraud-Teulon, et son autorité *fait loi* dans ce débat spécial, en fait justice en ces termes : « Les pertubations fonctionnelles apportées par l'iridectomie sont de deux sortes : 1° *l'éblouissement*, si la pupille artificielle est trop grande et mal localisée. Cet inconvénient peut la plupart du temps être évité si l'on a la possibilité habituelle d'ailleurs, de placer le coloboma dans la région recouverte par la paupière supérieure; 2° *l'accroissement des cercles de diffusion des images*. Or, les cercles de diffusion ne portant que sur les images non exactement faites, les images exactes ne seront aucunement troublées par une pupille plus ou moins large, plus ou moins irrégulière. Or, chez l'opéré de cataracte les images polaires sont seules rendues exactes par le verre correcteur de l'état de réfraction qu'a modifié l'opération. Les seules images excentriques auront donc à subir les effets du coloboma; mais, comme nous venons de le dire pour l'éblouissement, cette seconde imperfection peut être annulée par le choix de l'emplacement du coloboma. Dans tous les cas, la pertubation visuelle que nous venons de définir sera le plus souvent inférieure à celle produite par l'*astigmatisme cornéal*, conséquence directe et fréquente des cicatrisations vicieuses qui suivent l'extraction à lambeau et déforment la membrane. Où sont donc les inconvénients? Le pincement ou enclavement double ou simple de l'iris dans les commissures de la plaie cornéale. Cet enclavement peut, dans quelques cas, amener une rétraction consécutive, exceptionnellement continue, de la marge pupillaire vers la périphérie de la cornée. A l'extrême rigueur, cette rétraction continue peut aller jusqu'à transformer le diaphragme irien en une membrane fermée et formant tambour. Mais cet accident, qui peut se réaliser dans *toute* perforation de la cornée, est *tout aussi commun* dans les opérations qui n'admettent pas l'excision préalable de l'iris. Il ne saurait donc être opposé comme argument à ce temps de l'acte opératoire. D'ailleurs, à ce dernier égard, l'iridectomie porte en elle son propre remède; en la pratiquant secondairement à l'autre extrémité du diamètre, tous les accidents sont à l'instant annihilés. »

J'arrive aux inconvénients réels et fondamentaux.

1° *Issue du corps vitré.* — L'issue du corps vitré était au début un accident relativement *fréquent*, mais non *fatal* comme le dit M. Perrin. Dans sa première série d'opérations, de Græfe avoue l'avoir eu à déplorer une fois sur huit; Arlt, une fois sur sept, et Knapp une fois sur quatre. Depuis, le perfectionnement du manuel opératoire, et surtout la *moindre périphéricité* de l'incision en ont fait considérablement diminuer le nombre, et je puis affirmer qu'à la clinique de M. de Wecker c'est chose *rare*. Cet accident tient surtout, abstraction faite des affections préexistantes de l'œil (staphylôme postérieur, choroïdite, ramollissement du corps vitré, cataracte compliquée, etc.) à une *incision trop périphérique*, à la contraction musculaire, à des pressions trop fortes au dernier temps de l'opération, et enfin au maniement inhabile du kystitome. Je dois à la bienveillance de M. le professeur Trélat de pouvoir signaler le mode de production de l'issue du corps vitré dans certains cas. « Le prolapsus du corps vitré résulte quelquefois de la déchirure directe de la membrane hyaloïde par le kystitome, quand pour dilacérer largement la capsule, on promène trop hardiment l'instrument jusqu'à la circonférence du cristallin (Trélat).» Si elle survient avant la sortie de la cataracte, c'est un accident grave parce qu'elle peut amener la luxation de la lentille et nécessiter l'introduction d'instruments avulseurs, lorsqu'avec le kystitome on n'a pu corriger son déplacement ; si elle se produit immédiatement après l'expulsion du cristallin, elle rend presque impossible l'évacuation complète des masses corticales, et bien qu'elle n'entraîne ordinairement aucune suite fâcheuse immédiate, elle n'en est pas moins à redouter comme exposant à l'hémorrhagie et au décollement de la rétine ; c'est ici que je crois à propos de parler d'une petite manœuvre qui a son importance, puisqu'elle supprime une des causes du prolapsus : la contraction musculaire. Cette manœuvre confiée à un aide consiste à soulever légèrement l'écarteur et à le maintenir éloigné du globe de l'œil pendant le temps d'expulsion du cristallin. Le malade, s'il contracte son orbiculaire, ne peut ainsi exercer aucune pression.

2° *Issue laborieuse du cristallin.* — Tout en trouvant

étrange l'opinion que « l'opération de de Græfe extrait tout, excepté le cristallin, » on ne saurait nier que l'incision primitive du professeur de Berlin rend *difficile* le temps le plus important de l'opération : l'expulsion de la cataracte; la preuve en est dans la nécessité d'agrandir parfois la plaie à l'aide de ciseaux et dans l'emploi d'instruments tracteurs. MM. Giraud-Teulon, Léon le Fort et Panas ont parfaitement indiqué la cause de cette difficulté qui tient à la forme *linéaire* de l'incision et non à son *siège*. « Au moment où le cristallin, pressé à *tergo*, se présente, arrive au contact des lèvres de la plaie pour les entre-bailler, la pression, transmise aux lèvres de la boutonnière, porte, en vertu des lois hydrostatiques et des propriétés du grand cercle, avec une intensité presque égale sur les extrémités et sur le centre de la plaie. Il tend donc à peu près aussi bien à fermer cette plaie qu'à l'ouvrir (Giraud-Teulon).» Pour M. Perrin, c'est aussi par la *périphéricité* de l'incision que s'explique cette issue laborieuse, opinion à bon droit combattue par MM. Panas et Léon le Fort. M. Panas s'exprime en ces termes : « M. Perrin, voulant démontrer théoriquement la facilité que la position voisine du pôle de l'incision crée pour l'issue du cristallin, raisonne comme il suit : après l'écoulement de l'humeur aqueuse, toute la tension intra-oculaire s'exerce, dit-il, sur la face postérieure de la lentille et très-peu sur ses bords, ce qui porte le cristallin en avant et pas du tout en haut. De là il conclut, et M. Giraud-Teulon avec lui, que l'incision trop périphérique de de Græfe se trouve fort mal placée pour une évolution facile du cristallin en dehors, ce qui est exact. Mais est-il juste d'aller jusqu'à prétendre que, plus l'incision se rapproche du centre de la cornée, et plus la sortie du cristallin sera naturelle et ne nécessite ra aucun effort ! c'est ce que je ne saurais accepter. Il suffit dé se rappeler pour cela que le cristallin ne peut sortir qu'en s'engageant dans la plaie par sa périphérie, et que plus cette incision devient centrale et plus il doit basculer sur son axe transversal, ce qui ne se fait ni sans difficulté, ni sans péril, à cause des pressions plus ou moins fortes que nécessite une pareille manœuvre. Est-ce que, d'ailleurs, le procédé de Daviel, où l'incision est pourtant très-périphérique, puisqu'elle se rapproche de la circonférence de la cornée d'un millimètre un tiers, la sortie du cristallin ne se fait pas, comme chacun sait, avec la plus grande rapidité ? N'exagérons donc rien, et si l'incision par trop périphérique de de Græfe est un obstacle à la sortie facile du cristallin, celle linéaire et plus ou moins centrale n'en est pas un moindre. »

« La vraie position à choisir me paraît être celle donnée à l'ancienne kératotomie à lambeau, correspondant à peu près à la circonférence même du cristallin. La moindre pression exercée sur l'œil, en bas, suffit alors pour porter la circonférence du cristallin en haut, dans le canal de la plaie, pendant que la pression intra-oculaire *en arrière* et la résistance de la cornée *en avant* maintiennent celui-ci dans le plan vertical, passant à la fois par la plaie faite à la cornée et par l'équateur cristal-linien. »

Un fait d'un immense intérêt pratique ressort de cette courte analyse : c'est que, comme je l'ai dit plus haut, la plupart des accidents que l'on a reprochés à l'opération de de Græfe ont pour point de départ *la trop grande périphéricité de l'incision*. L'indication est des plus nettes : supprimer la cause, pour supprimer les incon-

véhients. C'est vers ce but que depuis la découverte de
de Græfe, ont tendu et *avec succès* les efforts d'un grand
nombre de chirurgiens, et en particulier de Arlt, Critchett, de Wecker, etc. Je ne reprocherai qu'une chose au
procédé de mon savant maître : « l'hémorrhagie parfois
assez abondante pour gêner le reste de l'opération ; »
inconvénient que supprime complètement une incision
encore *moins périphérique*, telle que la pratiquent M. le
professeur Trélat et M. Abadie. Quant à l'expulsion de la
cataracte, je la regarde avec M. le professeur Trélat
comme très-facile, bien qu'en réalité, ainsi que l'a démontré M. Giraud-Teulon dans son argumentation, la
porte de sortie (1) ne soit pas tout à fait égale à celle du
procédé de MM. Nota et Liebreich ; cette facilité d'expulsion, *due au petit lambeau périphérique*, est sans contredit le plus grand avantage de la modification apportée
par M. de Wecker à la section de de Græfe.

Examinons maintenant quels sont les avantages du procédé d'extraction linéaire périphérique combinée à
l'iridectomie, avantages dont bénéficie entièrement la
modification de M. de Wecker. Je les résume ainsi :
1° Réunion de la plaie par première intention et rapidité
de la guérison ; 2° bonne acuité visuelle et absence relative d'accidents consécutifs ; 3° application à toutes les
variétés de cataractes.

Linéaire (de Græfe), ou presque linéaire, correspondant au bord cornéo-scléral (de Wecker, Trélat, Abadie),
la plaie en vertu des lois hydrostatiques et des conditions

(1) Le maximum d'étendue de la section de de Græfe (sur une
cornée de 0,012) est de 0,010 ; celle de M. de Wecker donne
0,011mm4891, c'est-à-dire, à très-peu de chose près, 0,011mm et
demi. (Clinique ophthalmologique de M. de Wecker, 1872.)

favorables de réparation, se réunit par première intention, et le chiffre de 10/100 de pertes absolues accusé par
les plus habiles opérateurs dans le procédé à lambeau,
se réduit à 5,3, et même 2/100. Là se borneraient les
avantages de l'opération, qu'on devrait la préférer à celle
de Daviel. C'est aussi grâce à la forme *linéaire* de l'incision, que la guérison est très-rapide, que l'on pourra
lever le bandeau au bout de deux ou trois jours et que
« le malade se trouve à l'abri des accidents et complications résultant d'un mauvais état antérieur de l'œil (cataractes symptomatiques) ou d'une constitution délabrée
(diabète, etc.). M. Panas.» Ce qui met les extractions
combinées bien au-dessus des autres, c'est *l'iridectomie.*
Grâce à elle, on évite : 1° le *resserrement pupillaire* qui
en dépit de tous les mydriatiques s'oppose à la sortie du
cristallin; 2° le *contusionnement de l'iris* presque toujours suivi de l'inflammation de cette membrane; 3° les
hernies de l'iris et surtout *l'atrésie pupillaire complète,*
que l'on n'observe que trop souvent à la suite des opérations à lambeau (1). Son principal avantage, c'est de
permettre une large discision, l'extraction, à l'aide de
pinces, des lambeaux de capsule restés adhérents, et
surtout *l'évacuation aussi complète que possible des
masses corticales*; d'où une acuité visuelle constamment
bonne et la rareté de cataractes secondaires et d'accidents
inflammatoires consécutifs. L'expulsion de la totalité des
masses corticales est en effet de la plus haute importance, et nul doute que l'unique préoccupation des chirurgiens de l'avenir sera de simplifier le manuel opéra-

(1) On n'est que trop heureux d'avoir agrandi le champ pupillaire quand survient une iritis intense qui tend à l'obstruer par
des exsudations plastiques abondantes.

toire et *surtout* de chercher à se débarrasser le plus possible des accompagnements de la cataracte. « Le point important dans l'extraction et qui me préoccupe le plus, dit Arlt (1), ce n'est pas la forme de l'incision, mais l'évacuation complète des masses corticales. Si je savais un moyen de débarrasser la capsule de tout élément cristallinien, je me ferais fort de mener à bonne fin toutes les opérations de cataracte, sans en excepter les cas où l'œil se perd à la suite de chocs, de coups, etc. » Frappé des mauvais résultats optiques dus à l'iritis et aux cataractes secondaires, Pagenstecher (2), en 1866, reprit les tentatives de Beer et de Richter, et fit l'extraction de la cataracte dans sa capsule. Rien de plus rationnel que ce procédé qui donnerait une acuité visuelle parfaite, ne nécessiterait jamais d'opération secondaire et serait universellement adopté, si les pertes considérables du corps vitré, le décollement de la rétine, les hémorrhagies et la grande difficulté d'extraire la capsule intacte ne le rendaient dangereux et presque impraticable. Actuellement, cette opération ne compte plus que quelques rares partisans au nombre desquels je citerai Pagenstecher son inventeur et Delgado de Madrid.

Comme dernier avantage et ce n'est pas le moindre, l'opération de de Græfe s'applique à presque toutes les variétés de cataracte ; cet avantage est encore lié à l'iridectomie. « Je tiens, dit M. Duplay, à signaler un avantage considérable de l'opération de de Græfe. Je veux parler de l'application de ce procédé aux cataractes

(1) Congrès ophthalmologique de Vienne, 1865.

(2) Voyez l'analyse de son travail par mon savant et affectionné maître, M. Delacroix (de Reims). Annales d'oculistique, t. LVIII, p. 181.

compliquées. J'ai dit que l'opération de Daviel ne souffrait guère les obstacles, les complications, et que le succès était presque fatalement compromis dès que tous les temps de l'opération ne se passaient pas régulièrement. Le procédé de de Græfe permet de triompher de ces obstacles qui se rencontrent surtout dans les cas de cataractes compliquées d'adhérences de l'iris..... Ce point de pratique, négligé jusqu'à présent dans la discussion, me paraît avoir une importance considérable et constituer un avantage sérieux en faveur da l'opération de de Græfe. »

J'ajouterai que ce procédé permet aussi d'opérer les cataractes *incomplètes ;* le champ d'application se trouve ainsi considérablément élargi. Il ne faut remonter qu'à quelques années pour voir tous les chirurgiens se bien garder de toucher aux cataractes non entièrement mûres. Les recherches les plus variées ont été faites sur cette question : *maturité de la cataracte.* Là était toute la difficulté et l'importance du diagnostic. Depuis, le succès en a enhardi quelques-uns, mais ceux-là sont rares, et aujourd'hui encore la majorité se prononce contre l'intervention dans le cas de maturité incomplète. Lesquels ont raison ? C'est là une question qui mérite d'être examinée. Je regrette de ne pouvoir exposer les différentes phases du développement de la cataracte, obligé que je serais d'entrer dans des considérations anatomo-pathologiques que ne comporte pas la nature de mon sujet ; je m'en tiendrai donc aux points essentiellement pratiques da la question.

Les partisans du procédé de Daviel, guidés par l'expérience, n'opèrent que les cataractes complètement mûres, et ils ont raison ; car c'est dans ces cas seulement qu'ils sont en droit d'espérer un succès et l'absence relative de complications ultérieures, puisque les couches cristalliniennes juxtaposées à la capsule et cataractées s'en détacheront facilement ; ce sont ces cas qui réalisent parfois l'idéal de la perfection. Il en est de même dans le procédé Notta et Liebreich. En effet, lorsqu'il s'agit de cataractes mixtes, et c'est à cette variété qu'appartiennent la plupart des cataractes séniles, la maturité complète correspond à la période de condensation des couches corticales ramollies ; la cohérence qui s'établit alors entre les fibres superficielles (non adhérentes à la capsule) et les fibres profondes de la lentille, permet à la masse cristallienne de sortir *en bloc*, sans être dissociée à son passage à travers la pupille ; de sorte qu'il ne reste pas ou peu de débris capables d'amener une inflammation de l'iris ou de la choroïde, ou une cataracte secondaire. La maturité est donc la meilleure condition de succès quel que soit le procédé employé.

Mais reconnaître le moment précis de la maturité est un point de diagnostic des plus difficiles, et quand, à cette période, a succédé la période régressive, les couches superficielles devenues visqueuses adhèrent à la cristalloïde. D'un autre côté un grand nombre de cataractes ne mûrissent que très-lentement (1) ; on pourrait même attendre indéfiniment dans certains cas, car quelques-unes ne mûrissent jamais. Or un certain nombre de malades se lassent d'attendre et demandent à grands cris l'opération ; quelques-uns même ne *peuvent* attendre la

(1) De Græfe et Mannhardt ont essayé d'avancer la maturité de la cataracte en pratiquant une ouverture à la capsule quelque temps avant l'extraction. Voyez à ce sujet Klinische Monatsblätter, 1864, p. 408.

maturité ; ce sont ceux qui occupant des positions élevées et d'une haute importance, n'ont pour ainsi dire pas le droit d'être cataractés, cachent le plus longtemps possible leur affection et cherchent ensuite à s'en débarasser à tout prix. Pouvoir agir dans ces circonstances (1), c'est rendre un service immense dont les opérés seront très-reconnaissants. On admettra donc sous ce rapport la supériorité d'un procédé qui permet l'expulsion aussi complète que possible des masses corticales, chose la plus importante dans la question qui nous occupe. M. de Wecker a pour règle de pratiquer l'extraction dès que le malade ne peut plus lire ou se livrer à ses occupations ordinaires. Le nombre assez considérable de cataractes incomplètes qu'il a opérées, lui ont permis de noter dans tous les cas une guérison rapide et une acuité visuelle très-satisfaisante. Il importe ici de faire une large incision, la mensuration ayant démontré que le noyau des cataractes incomplètes avait en général des dimensions supérieures à celui des cataractes complètes.

CHAPITRE III.

EXTRACTION LINÉAIRE MÉDIANE SANS IRIDECTOMIE.

Cette méthode opératoire est de date toute récente e tient pour ainsi dire le milieu entre le procédé de Daviel et celui de de Græfe. Un des élèves les plus distingués de l'illustre professeur de Berlin et un des plus ardents pro-

(1) Il paraît démontré qu'il n'est pas nécessaire que toutes les masses corticales soient émulsionnées pour se dégager facilement de la capsule.

pagateurs de sa méthode, non satisfait des brillants résultats que donnait l'opération à son maître, inventa un
nouveau procédé, auquel il attribue les avantages suivants : d'être le plus facile à exécuter et le moins doulou-
reux ; d'éviter les suppurations consécutives à la non-
réunion immédiate et les inconvénients dûs à la périphéricité de l'incision de de Græfe (iridectomie, prolapsus
du corps vitré, hémorrhagie, enclavement de l'iris,
iritis, etc.), et enfin de donner des résultats définitifs
supérieurs à ceux de l'extraction linéaire modifiée, et qui
ne le cèdent en rien aux *meilleurs* obtenus par le procédé
de Daviel : « Les avantages de ma méthode sur celle de
de Græfe, dit M. Liebreich, sont prouvés par les résultats
définitifs ; d'une part elle n'amène pas un nombre de
suppurations totales plus grand que la méthode de de
Græfe, et d'autre part mes meilleurs résultats sont iden-
tiques aux meilleurs résultats de l'extraction à lambeau
en ce qui concerne la perfection optique et si je puis
m'exprimer ainsi la perfection anatomique. (1) »

L'opération de M. Liebreich consiste à faire à l'aide
d'un couteau de de Græfe aussi étroit que possible, une
section à très-petite courbure occupant la partie inférieure
de la cornée et dont les extrémités courent dans le limbe
cornéo-scléral. Avant M. Liebreich, un oculiste de Darm-
statd, M. Küchler, qui doit être regardé comme l'inventeur de la kératotomie linéaire, exposa sa méthode et ses
avantages au Congrès ophthalmologique de Paris. Une
incision linéaire de la cornée, *exactement transversale*,
caractérise son procédé. Une modification de cette opération connue sous le nom de *procédé à lambeau médian*

(1) Nouveau procédé d'extraction. Paris, 1872, p. 14.

est due à M. Lebrun (1) de l'Institut ophthalmologique du Brabant, (lambeau dont la base correspond à un millimètre au-dessous du méridien horizontal de la cornée et dont le sommet vient aboutir à trois millimètres au-dessous de la ligne tangente, passant par le bord cornéen supérieur). Enfin, tout récemment M. Notta (de Lizieux), reprit l'idée de Küchler et créa un procédé qu'il vint exposer à la Société de chirurgie dans la séance du 29 janvier 1873, et qui souleva la discussion sur la valeur des différentes méthodes opératoires de la cataracte.

Dans son mémoire sur l'*extraction linéaire sans l'excision de l'iris* (2). M. Notta décrit ainsi le manuel opératoire : « Le malade est couché sur un lit très-dur, ou sur une table garnie d'un matelas, à une hauteur telle que l'opérateur placé debout derrière la tête du patient, légèrement élevée sur un coussin ferme, puisse relever lui-même la paupière supérieure. L'œil est fixé par un aide avec l'ophthalmostat à crochet de M. Nélaton. Alors le couteau à lame étroite de de Græfe est enfoncé dans la cornée à son point de jonction avec la sclérotique à deux ou trois millimètres au-dessus de l'équateur de l'œil, ou si l'on aime mieux, à la réunion du tiers-supérieur avec les deux tiers inférieurs du diamètre vertical de la cornée ; puis on dirige le couteau parallèlement à l'iris et aussitôt que l'on a pratiqué la contre-ponction à l'union de la cornée avec la sclérotique, on porte le tranchant du couteau en avant, de manière à ce que le dos de l'instrument soit tourné vers le centre idéal du globe oculaire,

(1) Congrès ophthalmologique de Londres, 1872, édition française, p. 217.
(2) Union médicale, 1873, n. 20 et 23.

Baudry.   4

et à l'aide d'un léger mouvement de scie, on divise la cornée. Après avoir laissé reposer le malade un instant, on incise la capsule du cristallin avec le kystitome et à l'aide d'une pression sur la paupière inférieure exercée avec le dos de la curette, au niveau du bord inférieur de la cornée, tandis que l'on soulève légèrement la paupière supérieure, on fait sortir le cristallin avec la plus grande facilité. Cette pression refoule en arrière le bord inférieur du cristallin, son bord supérieur se porte en avant et se présente entre les lèvres de la plaie. Il entraîne parfois avec lui le bord libre de la partie supérieure de l'iris, qui vient se placer entre la lèvre supérieure de l'incision et le cristallin ; mais aussitôt que celui-ci est sorti, le bord de l'iris rentre dans la chambre antérieure ; ou si l'on en voit quelque point maintenu entre les lèvres de la plaie, rien de plus facile que de le refouler dans la chambre antérieure avec le bord de la curette. Du reste, il suffit d'attendre ; l'humeur aqueuse ne tarde pas à se reproduire, et elle facilite singulièrement ces manœuvres. Parfois quelques débris des couches corticales restent dans le champ de la pupille, on les fait sortir comme dans l'extraction à lambeau par des frictions douces sur les paupières, combinées avec des pressions ; parfois même, mais le plus rarement possible, on va les chercher avec la curette. »

L'opération de MM. Notta et Liebreich a pour elle un grand avantage que personne ne pourra lui contester, c'est de simplifier le manuel opératoire, et par là de faire rentrer l'extraction de la cataracte dans la chirurgie générale (1).

(1) J'en demande bien pardon à mon savant maître, M. de

Mais si, par contre, comme l'a fort bien dit M. Terson (de Toulouse), « cette simplicité apparente n'avait d'autre résultat que de masquer l'insuffisance de l'opérateur au détriment du malade, ce serait un grand malheur. » (1). Sans me prononcer entièrement sur l'avenir de cette opération, qui n'a pas encore été suffisamment consacrée par l'expérience, je doute beaucoup qu'elle parvienne jamais à détrôner l'extraction linéaire périphérique avec iridectomie, à laquelle, jusqu'à présent, la plupart des chirurgiens la regardent comme inférieure. Dans la discussion de la Société de chirurgie, M. Giraud-Teulon a été son unique défenseur, et encore a-t-il fait les plus grandes restrictions.

« Ce que je trouve de regrettable dans le procédé que je défends ici provisoirement, et qu'il soit bien entendu comme étude, comme recherches, comme poursuite d'un désidératum, c'est que, dans la plupart des cas, « on n'y peut faire l'iridectomie. » (2).

Wecker, mais, sur ce point, je m'écarte entièrement de son sentiment.

(1) Union médicale, 1873, n. 55.

(2) Voici comment l'auteur anonyme dont j'ai déjà parlé apprécie la kératotomie linéaire : « ... Abstraction faite de ces procédés *extravagants* (*extravaganten*) qui consistent à placer le sommet de l'incision dans le voisinage du centre de la cornée... l'extraction transversale de Küchler est, en tout cas, depuis longtemps connue en Allemagne; elle n'est pas, comme le pense M. Duplay, *abandonnée de nouveau* (*wieder aufgegeben*), car elle n'a jamais eu de valeur chez nous... Il paraîtrait qu'en France elle aurait un meilleur sort! (Es schient, als ob ihr in Frankreich ein schöneres Loos erblühen werde ! » Klinische, 1873, p. 350.

Ces lignes ne sont pas signées, mais seraient-elles écrites en toute autre langue que les inexactitudes qu'elles renferment et l'ironie de mauvais goût des derniers mots désigneraient suffisamment leur provenance : procédé d'Allemand! Quel qu'il soit

Ici, un élément important d'appréciation me fait défaut ; les statistiques n'étant pas encore assez considérables pour permettre un parallèle au point de vue des résultats, on est forcé de s'en tenir, pour porter un jugement, à l'examen comparatif des avantages et des inconvénients. La *forme* et le *siége* de l'incision constituent toute la différence qui existe entre le procédé à lambeau et la kératotomie linéaire ; quant à l'opération de de Græfe, et à ses modifications, elles en diffèrent essentiellement par l'iridectomie.

La kératotomie linéaire est plus facile à exécuter que n'importe quel autre procédé ; cela est incontestable : de ce côté la supériorité lui est acquise, je l'ai dit plus haut. Un autre avantage qui lui est commun avec l'extraction linéaire périphérique, c'est la coaptation parfaite des lèvres de la plaie et la réunion par première intention, «la pression intra-oculaire s'exerçant sur tous les points de la sphère avec une égale intensité, en vertu des lois hydrostatiques. » Mais, ce que n'ont point dit les défenseurs de la méthode, à la règle il y a de nombreuses exceptions ; l'enclavement de l'iris dans la plaie est toujours un obstacle à la réunion par première intention ;

nous lui reprocherons d'avoir consulté une reproduction infidèle et écourtée de la discussion, et ensuite de l'avoir modifiée. « Ce procédé, connu en Allemagne depuis 1861, a été complètement abandonné. » (Gazette hebd., 1873, n. 18). C'est dans le même sens que, quelques jours plus tard, M. le professeur Trélat, dans sa remarquable et lucide argumentation, disait, en parlant de l'incision de Küchler : « Faire une incision linéaire médiane est bien osé, et le conseil donné par un seul chirurgien n'a pas été suivi. » (Gazette des hôpitaux, 1873, n. 74.) — Nous nous garderons toujours bien, en France, de disputer *les choses extravagantes* à leurs inventeurs d'outre-Rhin.

cela est vrai dans l'extraction à lambeau et dans celle de
de Græfe; cela doit l'être aussi dans l'extraction linéaire
médiane.

Pour M. Giraud-Teulon, le vrai mérite qui distingue
ce procédé, la raison qui le lui a fait adopter « c'est la
facilité remarquable de l'évolution expultrice, réunie à
une coaptation par première intention. » L'expulsion du
cristallin est-elle plus facile ici que dans l'opération de
de Græfe modifiée? Je la crois très-difficile dans le procédé de Küchler, non par étroitesse de la porte de sortie,
mais parce que, comme dans la véritable incision linéaire
sclérale de Jœger, la plaie transversale de la cornée n'a
aucune tendance à s'ouvrir, et qu'il faut nécessairement
déprimer l'une des lèvres pour la faire bâiller et permettre ainsi à la lentille de sortir. Du reste, ce passage
de son mémoire (1) indique bien que cette expulsion ne
se fait pas toute seule : « Quelquefois le cristallin, forte-
ment accolé à la capsule, refuse de sortir, auquel cas on
doit l'extraire à l'aide de mon kystitome, sans crainte de
léser la fossette hyaloïdienne; quand le cristallin, après
avoir exécuté son mouvement de rotation d'un quart de
cercle autour de son axe, *reste comme enclavé dans la
plaie*..... » Dans les modifications qui appartiennent à
MM. Lebrun, Notta et Liebreich, et surtout dans celle de
M. Giraud-Teulon, qui fait la ponction et la contre-ponction dans le limbe scléral, et ajoute ainsi 1,5 millim. de
chaque côté, le même inconvénient n'existe plus. La lar-
geur de l'incision est plus que suffisante, et surtout cette incision a la *forme courbe d'un lambeau*, chose indifférente
pour M. Perrin, mais en réalité très-importante, comme

(1) Die querextraction des Grauen Staares der Erwachsenen.
Erlangen 1868.

le démontre péremptoirement M. Panas, « L'opinion de notre collègue, M. Perrin, est en opposition avec les données les plus certaines du procédé classique de Daviel, où la base du lambeau cornéal non-seulement ne dépasse pas les limites de la cornée, mais en reste distante de 1 millimètre et demi de chaque côté. Or, malgré cette exiguïté de la base, le cristallin cataracté, grâce à la *hauteur* du lambeau, sort avec une facilité admirable et comme dans nul autre procédé d'extraction. Le cristallin dont la coupe est une ellipse n'est pas, en effet, invariable dans sa forme, et grâce à la mollesse habituelle de ses couches corticales, il tend à se mouler dans le canal de la plaie cornéale, gagnant dans un sens ce qu'il perd dans l'autre, pourvu que la disproportion des diamètres respectifs de la lentille et de la plaie ne soit pas trop grande. De son côté, la plaie du grand lambeau, en devenant béante, figure une ellipse qui a pour grand diamètre la base même du lambeau, tandis que la hauteur de celui-ci mesure la moitié de son petit diamètre….. La *hauteur* du lambeau, loin d'être indifférente, joue un grand rôle dans le mécanisme de l'extraction du cristallin. Cela est du reste tellement vrai, que les chirurgiens, guidés par l'expérience, s'efforcent, suivant les cas, de gagner sur la longueur de l'incision ce qu'ils perdent sur la courbure, et *vice versâ*. »

Théoriquement, le grand mouvement de bascule que doit exécuter le cristallin sur son axe, puisqu'il ne peut s'engager dans la plaie que par sa circonférence, est non-seulement *une difficulté pour l'expulsion*, mais une cause de *prolapsus du corps vitré*; la pratique, disent les partisans de la méthode, démontre l'inanité de ces craintes. Je ne puis me prononcer d'une façon absolue, puisque les statistiques manquent; mais, d'après les résultats obtenus et publiés par M. Küchler, je ne saurais admettre cette assertion. En effet, sur 28 cas, M. Küchler a eu 6 fois l'issue du corps vitré, ce qui fait un peu plus de 1 fois sur 7. L'opération de de Græfe, modifiée, est loin d'atteindre ce chiffre élevé. Enfin, un dernier avantage que l'on a revendiqué pour cette méthode, mais dont l'importance est bien minime, comme je l'ai déjà dit, c'est l'absence d'hémorrhagie de l'iris dans la chambre antérieure.

L'unique inconvénient que les promoteurs du procédé lui ont reconnu, c'est la formation à peu près constante *d'un enclavement de l'iris dans la plaie*, et encore ne doit-on pas s'en exagérer l'importance, dit M. Notta. Avec MM. Panas et S. Duplay, je serai un peu plus sévère, et comme au procédé à lambeau je reprocherai à la kératotomie linéaire tous les accidents qui ont pour point de départ le *contusionnement* de l'iris et la rétention, en arrière de cette membrane restée intacte, des couches superficielles du cristallin (iritis, iridochoroïdite, suivies quelquefois d'atrésie pupillaire complète, cataractes secondaires, etc.) Il est vrai que M. Notta conseille de se servir, le moins possible, mais au besoin, de la curette pour se débarrasser des masses corticales; l'innocuité d'une telle manœuvre, malgré l'opinion de M. A. Desmarres (1), est loin d'être démontrée, et je suis sur ce point entièrement de l'avis de M. Sichél (2). « On ne doit jamais introduire d'instruments dans l'œil pour le débarrasser de son cristallin ou de ses débris. Toutes les fois qu'on se sera livré à de semblables pratiques, et

(1) Loco citato, p. 45.
(2) Archives générales de médecine, mars 1873.

qu'il surviendra des accidents, ceux-ci ne devront pas être attribués à la méthode, mais bien à la manœuvre. »

Je ne puis donc admettre comme vraie cette proposition de M. Liebreich : « Ma méthode n'amène pas un nombre de suppurations totales plus grand que celui de de Græfe. » J'accorde à son procédé la rareté de la panophthalmie qui a pour point de départ la suppuration de la plaie ; mais d'où lui viendrait son immunité pour le phlegmon consécutif à la *rétention des masses corticales* (iritis et irido-choroïdite phlegmoneuse)? Des malades opérés par M. Liebreich sont venus à la clinique de M. de Wecker avec une phthisie de l'œil si complète qu'elle ne pouvait être que la conséquence d'une suppuration ; ce que confirmaient du reste les renseignements donnés par les malades.

J'arrive maintenant à l'accident qui est plus particulier à cette méthode, et qui est la conséquence du siége de la plaie en face de la petite circonférence de l'iris. Faut-il ne pas se préoccuper de l'enclavement *à perpétuité* de l'iris? Les données les plus certaines et les plus autorisées (de Græfe, etc.) signalent au contraire les plus graves inconvénients. L'irritation produite par le tiraillement peut déterminer des iritis, des irido-choroïdites, le glaucome et enfin la phthisie de l'œil. Ce n'est pas tout. MM. Duplay, Panas et Lannelongue ont observé des cicatrices et des opacités assez étendues de la cornée; chez un malade présenté à la Société de chirurgie par M. le Dr Faucon (d'Amiens), l'opacité occupait une grande partie du segment supérieur de cette membrane.

Un autre point d'infériorité de ce procédé, c'est de ne pouvoir davantage que le procédé à lambeau s'appliquer aux cataractes *compliquées*. M. Duplay, après avoir cité la

stastistique de Küchler, termine ainsi son argumentation :
« Que dire de semblables résultats? Que dire en particulier de cette mention singulière d'une pupille artificielle
secondaire pratiquée dix fois? Sérieusement, il n'y a rien
là qui doive encourager à suivre une semblable pratique..... Les procédés nouveaux à incision linéaire centrale, et principalement les procédés de MM. Küchler et
Notta, quoique plus faciles à exécuter que les opérations
de Daviel et de de Græfe, exposent à des accidents
presque impossibles à éviter, et ne paraissent pas devoir
entrer dans la pratique. L'opération de de Græfe parait,
quant à présent, le meilleur procédé d'extraction de la
cataracte, et c'est surtout à simplifier son manuel opératoire que doivent tendre les efforts des chirurgiens. »

Je termine par quelques mots sur le pansement. « Il
ne faudrait pas prendre à la lettre le dicton plus ou moins
textuel du grand et bon Ambroise Paré : Je t'ai opéré,
Dieu te guérisse ! Les soins attentifs du chirurgien doivent, dans cette affaire, être la première providence du
malade. » (Chassaignac). Inutile d'insister sur l'utilité du
bandeau *légèrement* compressif, surtout dans l'extraction à lambeau (écartement du lambeau), et dans la kératotomie linéaire ; les soins consécutifs dans l'opération
de la cataracte comme dans toutes les autres ont une influence considérable sur le résultat définitif. Le pansement à sec est en général préféré aux applications de
glace, aux irrigations d'eau froide et à la cuirasse emplastique. Il se fait de la façon suivante : Après avoir
procédé avec le plus grand soin à la toilette de l'œil, et
s'être assuré par l'éclairage latéral qu'il ne reste pas de
lambeaux de capsule ou de fibrine coagulée entre les
lèvres de l'incision, on applique sur les yeux deux pe-

tits morceaux de linge fin que l'on recouvre de ouate ou de charpie très-fine, le tout assujetti par une bande de flanelle, qui, grâce à son élasticité, a l'avantage d'exercer une pression uniforme.

Je ne saurais trop recommander d'imbiber de glycérine très-pure les petites rondelles de linge, ainsi que le fait M. le professeur Trélat. La glycérine a l'avantage de maintenir la peau des paupières dans un parfait état, et d'épargner ainsi au malade des démangeaisons parfois assez vives pour le forcer à se gratter et à déranger son bandeau ; enfin, la glycérine *colle mal*, et elle empêche les bords des paupières d'être agglutinés par les mucosités et de faire corps avec la pièce du pansement.

CONCLUSIONS.

Pour bien mettre en relief les perfectionnements ap-
portés dans l'opération de la cataracte depuis une quin-
zaine d'années, je ne saurais mieux faire que de compa-
rer les deux statistiques suivantes, publiées, l'une par
M. Doumic (1) (1852), chef de clinique de Sichel
père; l'autre, par M. G. Martin, chef de clinique de
M. de Wecker (2). Les statistiques ont une valeur d'autant
plus grande que n'émanant point des opérateurs eux-
mêmes, elles restent comme témoignage fidèle de la
sécurité puisée dans l'opération par leurs auteurs
seulement. Certains chirurgiens, je le sais, ont à cet
égard affecté de la défiance; mais, pour leur refuser
toute l'importance qu'elles méritent, ne faut-il pas avoir
oublié que ces statisques sont élaborées par des personnes
non intéressées aux résultats, et que, de plus, portant ex-
clusivement sur des malades qui ont séjourné dans des
établissements publics, elles sollicitent le contrôle de qui-
conque, par désir de s'instruire, ou même par curiosité,
veut en vérifier l'exactitude.

En 1852, Sichel père opéra à sa clinique, alors la plus
importante de Paris, 110 cataractes, dont 88 par extraction à lambeau, 10 par broiement, et 6 par abaissement.
Seules ici les extractions nous intéressent; elles donnèrent
comme résultat :

(1) Annales d'oculistique, t. XXXIV, p. 164, 1865.
(2) Clinique ophthalmologique du Dr de Wecker, 1872.

Succès,   62, soit pour 100 70,40 88
Demi-succès,   5,   —   5,60 88
Insuccès,   21,   —   23,76 88

En 1872, M.|de Wecker pratiqua à sa clinique 252 opérations de cataracte, dont 217 par extraction *à petit lambeau périphérique*, avec iridectomie. Le résultat obtenu fut :

Succès,   210, soit pour 100 96,88
Insuccès,   7,   —   3,12

Le résultat de ces statistiques se chiffre donc par une différence de 20|100 d'insuccès de plus en 1852 qu'en 1872.

M. Doumic fait, il est vrai, la remarque suivante : « Cette proportion de 21 insuccès complets sur 88 opérations, près du quart, est de nature à effrayer les chirurgiens, si l'on ne considérait que les résultats de cette année; mais, comme cela arrive quelquefois, il s'est présenté une série de malades indomptables, à qui toutes les recommandations étaient inutiles. »

N'est-ce pas un véritable progrès que l'indomptabilité des malades puisse aujourd'hui, grâce aux perfectionnements, être réléguée à l'arrière-plan ? Quelle désolation dans un établissement où il s'opère par année de 250 à 300 cataractes, si on devait y assister à 23|100 de pertes totales, accompagnées ordinairement de suppuration ; en d'autres termes, si, sur 250 malades, 58 sortaient définitivement aveugles? Certes, un pareil établissement ne pourrait se maintenir.

N'est-ce pas un signe irréfutable de progrès de voir dans des établissements d'importance égale, la clinique de M. Sichel, en 1852, et celle de M. de Wecker, en 1872, le nombre des opérations s'élever de 110 à 252 ?

Cela ne prouve-t-il pas que la confiance dans les résultats d'une méthode perfectionnée gagne le public et se popularise? Avec la profonde conviction d'un progrès réel accompli par les travaux de Jacobson, de de Græfe et autres, comment voir sans tristesse l'oculistique, à l'exemple de toutes les choses humaines, tourner dans un cercle vicieux et menacer de retomber dans d'anciens errements par de fâcheuses innovations. Aussi, c'est avec une entière justice que M. Jacobson réfute catégoriquement les avantages illusoires que les propagateurs des extractions médianes ont énumérés. Heureusement on peut opposer, suivant l'énergique expression de Jacobson, à des insinuations, des faits; car je ne sache pas que les promoteurs de l'extraction médiane se soient appuyés jusqu'à présent sur des statistiques valables. Ils se sont contentés de dénigrer toute statistique, et de porter un défi à la loyauté de leurs confrères (1).

Passons donc en revue avec M. Jacobson, les principales objections faites au procédé de de Græfe, et les prétendus avantages de l'extraction médiane.

Pour ce qui regarde la supériorité de l'extraction par une section non cornéenne, s'il est loisible de se défier des renseignements fournis par un seul auteur, on ne saurait contester les chiffres de presque tous les auteurs qui ont été publiés à ce sujet. En 1869, M. Dantone a réuni les résultats de toutes les statistiques; il trouve sur 8,895 extractions à lambeau 16p100 de pertes absolues; sur

(1) Quelle valeur peut avoir une statistique basée sur 8 ou 10 cas? Cette année, à la clinique de M. de Wecker, on eut à déplorer un insuccès à la 67e opération et un second à la 135e. Quelles conclusions aurait-on tirées si l'on avait arrêté la statistique au 67e ou au 135e cas?

500 opérations à lambeau périphérique (scléro-cornéen), à peu près 4∣100 ; et sur 1,450 extractions linéaires périphériques, 3,28∣100 (1).

La section dans la cornée donne donc quatre fois plus de pertes immédiates. M. Liebreich se réfugie en vain derrière une subtilité, en disant que la section faite dans le limbe cornéo-scléral est une section qui n'est pas entièrement sclérale, point que personne n'a jamais contesté : on sait d'ailleurs que de Græfe, Jacobson, etc., ont revendiqué pour cet emplacement les meilleures conditions de nutrition et de réparation. Toutes les données classiques viennent à l'appui.

S'il y avait un reproche à faire à la section de de Græfe, c'est qu'elle est trop voisine du corps ciliaire ; limiter la section au limbe conjonctival, c'est éviter ce reproche tout en conservant des avantages d'une guérison plus rapide. Comment expliquer le silence des auteurs de l'extraction médiane sur les résultats qu'ils ont obtenus ? C'est qu'apparemment leurs pertes directes sont bien aussi de 16∣100, tout comme dans l'extraction à lambeau.

Pour éviter les redites, je n'insisterai pas sur la justification de l'extraction linéaire, au point de vue du prolapsus corps vitré, des hémorrhagies, de l'enclavement et du coloboma de l'iris, etc.

Résumons donc avec M. Jacobson (2) les différences essentielles entre les deux principales méthodes, et voyons quelles conclusions elles nous permettent de tirer pour l'extraction médiane.

« 1° L'extraction à lambeau, dit M. Jacobson, nécessite pour la rotation de la cataracte autour de son axe des

(1) Beitrage zur Extraction des Grauen Staares, 1869.
(2) Archiv. für Ophthalmologie, 1873, 297-324.

pressions bien plus accentuées encore dans le procédé d'extraction linéaire médiane ;

« 2° L'extraction à lambeau implique une dislocation de l'iris et un contusionnement du bord pupillaire si ir-ritable ; même reproche dans la kératotomie linéaire. L'extraction linéaire combinée évite ces complications par l'excision de l'iris ;

« 3° L'extraction à lambeau implique une solution de continuité de la cornée dans une étendue considérable.

« L'extraction linéaire combinée laisse la cornée intacte et relègue l'incision vers le limbe conjonctival dans un terrain bien moins apte à la suppuration. L'extraction linéaire médiane n'expose pas au plissement de la cornée, mais elle place la plaie dans une région mal nourrie et peu propre à la réparation, etc.

« Je me contente de ces conclusions, quoi qu'il soit fa-cile d'en multiplier le nombre. »

M. Jacobson termine son travail en disant : le but de ce mémoire était uniquement de démontrer que les re-proches destinés à déprécier le dernier travail du grand maître sont sans aucun fondement.

Le but de cette thèse était, comme je l'ai dit en com-mençant, 1° de constater la supériorité actuellement re-connue de l'extraction linéaire sur l'extraction à lambeau ; 2° de démontrer qu'une modification dans l'emplacement et la direction de la section de de Græfe ne fait qu'ac-croître sa valeur et la met à l'abri d'un reproche assez justement adressé ; 3° que les extractions médianes ne sont qu'un fâcheux retour vers l'ancienne méthode à lam-beau et ne peuvent revendiquer comme unique avantage qu'une plus grande facilité d'exécution.

Dans la discussion de la société de chirurgie, la plupart

et les membres les plus autorisés de cette savante compagnie se sont prononcés pour l'extraction linéaire. Tous ont été d'accord qu'une périphéricité moindre faisait sensiblement gagner au procédé de de Græfe. Le président, M. le professeur Trélat, a donné nettement ses préférences à l'incision à faible lambeau périphérique, en déclarant qu'il la regardait comme le plus grand perfectionnement apporté à l'extraction linéaire. A peine deux ou trois orateurs ont-ils relevé le gant en faveur de l'ancien procédé à lambeau. Comme toujours, la Société de chirurgie a montré qu'elle marchait résolument à la tête du progrès et que toute conquête scientifique était sûre de trouver chez elle le meilleur et le plus libéral accueil.

Paris. A. Parent, imprimeur de la Faculté de Médecine, rue Mr-le-Prince, 31.

www.ingramcontent.com/pod-product-compliance
Ingram Content Group UK Ltd.
Pitfield, Milton Keynes, MK11 3LW, UK
UKHW021126140726
13695UKWH00004B/1736